essentials

Essentials liefern aktuelles Wissen in konzentrierter Form. Die Essenz dessen, worauf es als „State-of-the-Art" in der gegenwärtigen Fachdiskussion oder in der Praxis ankommt. Essentials informieren schnell, unkompliziert und verständlich

- als Einführung in ein aktuelles Thema aus Ihrem Fachgebiet
- als Einstieg in ein für Sie noch unbekanntes Themenfeld
- als Einblick, um zum Thema mitreden zu können

Die Bücher in elektronischer und gedruckter Form bringen das Expertenwissen von Springer-Fachautoren kompakt zur Darstellung. Sie sind besonders für die Nutzung als eBook auf Tablet-PCs, eBook-Readern und Smartphones geeignet.

Essentials: Wissensbausteine aus den Wirtschafts, Sozial- und Geisteswissenschaften, aus Technik und Naturwissenschaften sowie aus Medizin, Psychologie und Gesundheitsberufen. Von renommierten Autoren aller Springer-Verlagsmarken.

Roswitha Dehu • Stefanie Brettner
Doris Freiberger

Soziale Kompetenz bei Kindern und Jugendlichen

Eine Einführung für Eltern, PädagogInnen und TherapeutInnen

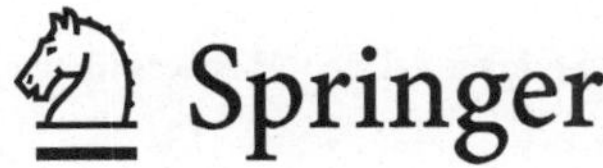 Springer

Dr. Roswitha Dehu
Wiener Neustadt
Österreich

Mag. Doris Freiberger
Sollenau
Österreich

Stefanie Brettner
Schottwien
Österreich

ISSN 2197-6708
essentials
ISBN 978-3-658-11139-7
DOI 10.1007/978-3-658-11140-3

ISSN 2197-6716 (electronic)

ISBN 978-3-658-11140-3 (eBook)

Die Deutsche Nationalbibliothek verzeichnet diese Publikation in der Deutschen Nationalbibliografie; detaillierte bibliografische Daten sind im Internet über http://dnb.d-nb.de abrufbar.

Springer

Gedruckt auf säurefreiem und chlorfrei gebleichtem Papier

Springer Fachmedien Wiesbaden ist Teil der Fachverlagsgruppe Springer Science+Business Media
(www.springer.com)

Was Sie in diesem Essential finden können

- Die Entstehungsgrundlagen sozialer Kompetenz.
- Eine Beschreibung der Risikofaktoren für sozial inkompetentes Verhalten.
- Die Klassifikation der diversen Störungsbilder.
- Eine Analyse der Auswirkungen sozial inkompetenten Verhaltens.
- Eine kurze Übersicht bzgl. möglicher Therapieansätze.
- Tipps für den förderlichen Umgang mit sozial auffälligen Kindern und Jugendlichen.

Vorwort

Die Idee zu diesem Buch entstand während unserer Gespräche, die wir durch das Erarbeiten eines Gruppentherapiemanuales für ein soziales Kompetenztraining für Kinder und Jugendliche, führten.

Es ist uns natürlich bewusst, dass die meisten Themen nur angerissen wurden und nicht durch die Ausführlichkeit bestechen, wie es sich vielleicht so manche/r Leserin/er wünschen würde. Ziel des vorliegenden Werks ist es einen kurzen Einblick in das Thema der sozialen Kompetenz bei Kindern und Jugendlichen zu geben.

Wir danken an dieser Stelle unseren Familien und Freunden, die uns tatkräftig unterstützt haben. Ein besonderer Dank gilt Jonny Dehu, der durch seine aufmunternden Worte und der Idee, all unser Wissen doch niederzuschreiben, den Beginn dieses Buches überhaupt erst entstehen ließ.

Wir wünschen nun allen LeserInnen viel Spaß beim Lesen und hoffen natürlich, dass sie für ihren eigenen Alltag viel Wissenswertes mitnehmen bzw. herausholen können.

Inhaltsverzeichnis

Einleitung

Für den Erfolg soziale Kompetenzen zu erwerben, sind neben einer gesunden genetischen Anlage, die Eltern als Vorbilder und die Umgebung, in welcher Kinder und Jugendliche heranwachsen, ausschlaggebend. Manchmal kommt es jedoch vor, dass eine schlechte Anlage mit einer wenig hilfreichen Umgebung zusammentrifft und sich daher in eine falsche Richtung entwickelt. Ein weiterer Faktor kann eine neurologische Ursache sein, welche bereits Babys und Kleinkinder in ihrer gesunden Entwicklung beeinträchtigt. Unserer Ansicht nach hilft es weder den Kindern und Jugendlichen, noch betroffenen Eltern, die Frage nach der Schuld für die Nicht-Entwicklung von sozialen Kompetenzen zu stellen, denn vielmehr liegt der Sinn darin, aus der bestehenden Anlage die bestmöglichen Ergebnisse zu entwickeln. Die Nichtbehandlung schlecht angelegter Kompetenzen wirkt sich jedoch meist nachhaltig auf die Entwicklung der Gesamtpersönlichkeit aus. Die Entstehung von Aggression, Kriminalität, Hyperaktivität, aber auch Ängsten, Sozialphobien, u. a. wird begünstigt und beeinflusst die betroffene Person meist nachhaltig.

Dieses Buch soll einen ersten Einblick in das Thema soziale Kompetenzen, deren Entwicklung, Klassifikation der Störungsbilder und therapeutische Interventionsmaßnahmen geben.

Zur besseren Lesbarkeit des vorliegenden Textes erlauben wir uns, den Begriff des Kindes als Synonym für Kinder und Jugendliche zu verwenden.

© Springer Fachmedien Wiesbaden 2015
R. Dehu et al., *Soziale Kompetenz bei Kindern und Jugendlichen*, essentials,
DOI 10.1007/978-3-658-11140-3_1

2.1 Definitionen

Unter sozialen Kompetenzen werden im Allgemeinen jene Lösungen verstanden, welche zu Stande kommen, wenn die eigenen Bedürfnisse mit den Wünschen anderer im Einklang sind. Sozial erwünschte Verhaltensweisen stehen damit in engem Zusammenhang mit der eigenen Persönlichkeit. Diese im Laufe des Lebens angeeigneten Verhaltensmuster bringen bei richtiger Ausgewogenheit einen Ausgleich von positiven und negativen Erfahrungen mit sich, mit welchen sich die Person gut arrangieren kann (Hinsch & Pfingsten 2007).

Eingesetzt werden diese Verhaltensweisen immer dann, wenn mindestens zwei Personen aufeinandertreffen und in Interaktion treten möchten. Dazu sind aber wichtige Fertigkeiten wesentlich, nämlich gute kognitive Grundlagen, ein gewisses Know-how der Kommunikation und der Umgang mit den eigenen, aber auch mit den Gefühlen anderer. Zum Tragen kommen diese sozialen Kompetenzen in der Kernfamilie, im Kindergarten, der Schule, dem Arbeitsplatz und in diversen Gruppen. Dort können die eigenen Verhaltensmuster geübt werden und festigen nach und nach die Persönlichkeit. Als Grundbedingung der Interaktion sind jedoch weiter.

- eine gefestigte Wahrnehmung,
- ein Grundverständnis für Recht und Unrecht und
- ein umfangreiches Verhaltensrepertoire notwendig (Pettermann & Pettermann 2013)

Meist liegt in Familien mit verhaltensauffälligen Kindern und Jugendlichen ein Mangel an eindeutigen Regeln darüber vor, welches Verhalten angemessen ist. Regeln sollten verbindlich ausgehandelt werden und allen Familienmitgliedern

© Springer Fachmedien Wiesbaden 2015
R. Dehu et al., *Soziale Kompetenz bei Kindern und Jugendlichen*, essentials,
DOI 10.1007/978-3-658-11140-3_2

Sicherheit vermitteln. Viele Eltern scheuen die Konfrontation mit dem Kind und gewinnen somit wenig Einblick in dessen Lebenswelt. Dadurch halten sich die Erziehungsberechtigten die Möglichkeit offen, negatives Verhalten zu leugnen, sind irritiert und betroffen, strafen zu oft, erkennen positives Verhalten nicht und loben zu wenig. Eltern leiden meist unter den Verhaltensweisen der Kinder, haben aber auch unklare Vorstellungen, was sich verändern soll. Sie wissen nicht, wie neues Verhalten in der Familie aussehen könnte. Dabei fehlt es ihnen auch an sozialer Unterstützung.

Zur Entwicklung von sozialen Fertigkeiten sind folgende Kernkompetenzen zu erarbeiten und zu festigen:

- Emotionale Sozialkompetenz: die eigenen Gefühle wahrnehmen und damit umgehen lernen
- Perspektivenübernahme & Empathie: Gefühle und Sichtweisen anderer wahrzunehmen und diese im eigenen Handeln zu berücksichtigen
- Kommunikationsfähigkeit: Fähigkeit mit anderen in Kontakt zu treten, sowie Gefühle und Bedürfnisse adäquat zum Ausdruck zu bringen, aufmerksames Zuhören und Lösungen bei Konfliktsituationen herbeiführen
- Impulskontrolle: der möglichst beste Umgang mit negativen Gefühlen, wie Ärger, Neid, Frustration, …
- Problemlöseverhalten: großer Erfahrungsschatz bzw. Ideenvielfalt, die eine faire Lösung eines Problems herbeiführen können
- Entspannung: Wissen und Anwendung diverser Entspannungstechniken
- Prosoziales Handeln: Dazu gehören einerseits das Erarbeiten und Festigen von Verhaltensweisen, das Entschärfen kritischer Situationen, (z. B. durch sich entschuldigen), das Annehmen und der Umgang mit Kritik, das Erbitten von Hilfe, das Ausüben von Kritik, ohne zu verletzen,…
- Selbstwertsteigerung: das Selbstvertrauen und die Haltung sich selbst gegenüber stärken
- Übernahme von Verantwortung: für das eigene Handeln selbst verantwortlich sein und dazu stehen

3

Die Entwicklung von sozialen Kompetenzen („social skills"), also dem Umgang mit der eigenen Person, mit Gefühlen, erlebten Erfahrungen, aber auch mit anderen Personen (Kindern, Bezugspersonen, bekannten und weniger gut bekannten Personen), ist teilweise im Erbgut bereits angelegt. Im Zusammenhang mit den aus der Umgebung oder dem persönlichen Umfeld des Kindes gegebenen Erfahrungen, entwickeln sich diese weiter (siehe Abb. 3.1).

Abb. 3.1 Soziale Kompetenzen basieren auf Persönlichkeitsgrundlagen

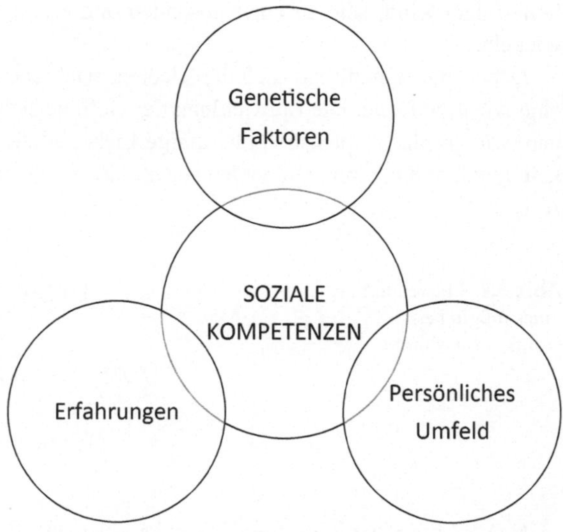

© Springer Fachmedien Wiesbaden 2015
R. Dehu et al., *Soziale Kompetenz bei Kindern und Jugendlichen*, essentials,
DOI 10.1007/978-3-658-11140-3_3

Das bedeutet:

- dass unter anderem die Persönlichkeiten der Eltern, also deren Verständnis von Erziehung, deren eigene, erlebte Kindheit,
- die Bezugspersonen des Kindes, sowie deren soziales Umfeld,
- aber auch die Wohnumgebung,
- die gegebene Geschwisterstellung
- und das sich daraus ergebende Zusammenspiel,

als wesentliche Faktoren in der Entwicklung von sozialen Kompetenzen ausschlaggebend sind.

Eine liebevoll gestaltete Umgebung mit förderndem Anforderungscharakter, unter anderem im Hinblick auf:

- Sprache (die zwischenmenschliche Kommunikation)
- Bewegung (als Verbindungsstelle der beiden Gehirnhälften)
- kognitive Herausforderungen (mit Anregungen für geistige Anforderungen)
- sozial- emotionale Erfahrungen (Streit erleben und erfahren dürfen, warten lernen, teilen und verzichten können, etc.)

helfen dem Kind, sich zu einer gesunden und erfahrenen Persönlichkeit zu entwickeln.

Dabei spielen natürlich auch die erlebten, erfahrenen und verarbeiteten Gefühle eine wichtige Rolle. Die Entwicklung der Gefühle steht mit gemachten Erfahrungen, wie gespürte Glücksgefühle, innige Liebe, erhaltenen Trost, erlebte Traurigkeit, gefühlte Kränkung und vielen anderen in einem engen Zusammenhang (siehe Abb. 3.2)

Abb. 3.2 Entstehung eines möglichen Gefühlsrepertoires

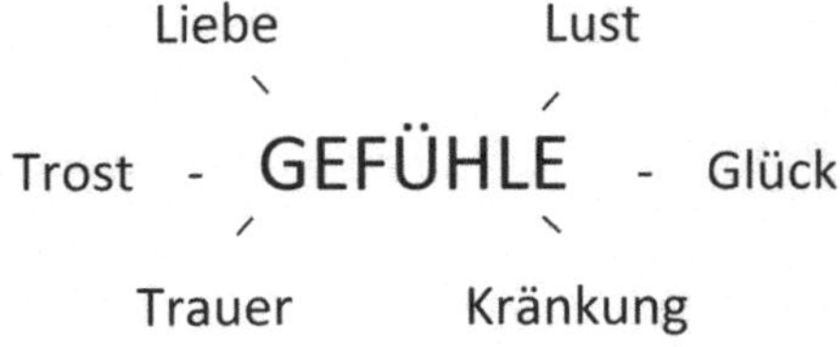

Neu erlebte Situationen werden mit bereits gemachten Erfahrungen verglichen, die daraus gewonnenen Erkenntnisse im Gehirn abgelegt, geprüft und gespeichert. Dabei werden negative Situationen, welche bisher keinen für das Kind vernünftigen Ausgang gefunden haben, immer wieder neu durchlebt. Die daraus gemachten

Erfahrungen werden dabei nie wirklich abgelegt. Manche davon werden sogar negativ besetzt gespeichert (siehe Abb. 3.3).

ERFAHRUNG – VERARBEITUNG IM GEHIRN – PRÜFUNG – SPEICHERUNG
POSITIV
NEGATIV

Abb. 3.3   Speicherung von Erfahrungen

Wodurch sind soziale Kompetenzen beeinflussbar?   4

In der Literatur sind verschiedene Ursachenmodelle, über die Entstehung von sozial unerwünschtem Verhalten zu finden. Es kann jedoch davon ausgegangen werden, dass soziale Kompetenzen durchaus beeinflussbar sind. Aggressives-oppositionelles, aber auch sozial schüchterne Verhaltensweisen, woraus sich in der Folge krankhafte Störungsbilder entwickeln können, werden beschrieben. Ob sich ein Mensch sozial kompetent entwickeln kann, hängt von zahlreichen Faktoren ab, die in diesem Abschnitt einer genauen Betrachtung unterzogen werden. Es lassen sich zwei größere Gruppen von Kindern unterscheiden, welche Schwierigkeiten haben, soziale Verhaltensweisen adäquat zu entwickeln. Erfahrungsgemäß zeigen Mädchen dabei eher schüchternes Verhalten, wohingegen Jungen oft aggressiv und oppositionell agieren.

Verschiedene Faktoren können unerwünschtes, wie schüchternes, aggressives oder oppositionelles Verhalten begünstigen:

- Probleme während oder nach der Geburt
- begünstigende (vulnerable) Schwächen im Erbgut
- unausgereifte Hirnareale, die das Planen von Handlungen beeinträchtigen
- ein gefestigter schwieriger Charakter, der zu erhöhter Reizbarkeit und/oder Überempfindlichkeit neigt
- Wahrnehmungsschwäche von eigenen Gefühlen und die der anderen (Pettermann 2007) (siehe Abb. 4.1)

In der Literatur werden familiäre Faktoren angeführt, welche die Entwicklung des Verhaltens beeinflussen. Diese können mit aggressivem, oppositionellem oder sozial schüchternem Verhalten einhergehen. Es werden unter anderem Störungen der Eltern-Kind-Interaktion (wie unsichere oder desorganisierte Bindung, …), ein negatives Erziehungsverhalten (inkonsistent, Einsatz körperlicher Bestrafung,

© Springer Fachmedien Wiesbaden 2015
R. Dehu et al., *Soziale Kompetenz bei Kindern und Jugendlichen,* essentials,
DOI 10.1007/978-3-658-11140-3_4

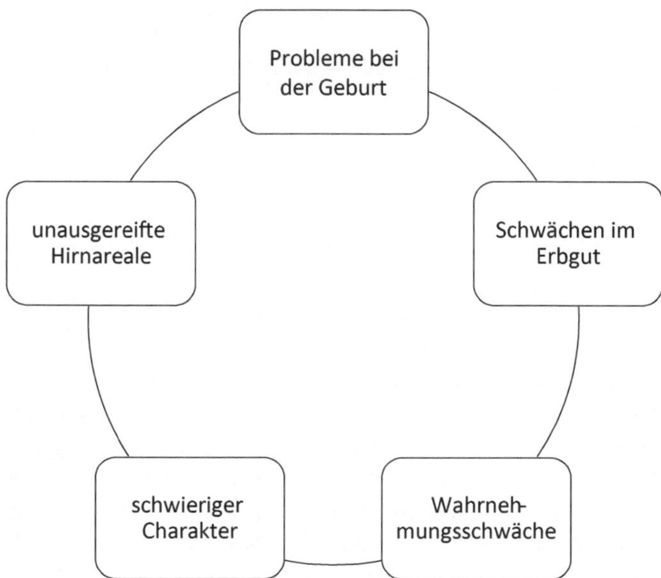

Abb. 4.1 Gegebene Risikofaktoren

Misshandlung, …), mögliche Erkrankungen oder psychische Störungen der Eltern, sowie Partnerschafts- oder Ehekonflikte, ein geringer Sozialstatus (geringe Schulausbildung, …) und familiäre Belastungen (finanzielle Probleme, Krankheit, Pflegefälle, …), als mögliche Ursachen für die Entstehung von negativem Verhalten angeführt (Pettermann 2007). (siehe Abb. 4.2)

Kommen mehrere dieser Faktoren zusammen, ist es ohne Hilfe von psychologischer, pädagogischer und/oder medizinischer Seite nur schwer möglich korrigierend entgegenzuwirken, sodass es oft bis ins Erwachsenenalter zur Entwicklung von Depression, zum Missbrauch von schädlichen Substanzen (Alkohol/Drogen/…), einem schlechten Lebenswandel, u. v. m. kommen kann. Aus einer im Kindesalter diagnostizierten ADHS (Aufmerksamkeits-Hyperaktivitätsstörung) kann sich über ein aggressiv-dissoziatives Verhalten, eine Störung der Persönlichkeit ausprägen. Manchmal entwickelt sich auch kriminelles Verhalten (Pettermann 2007).

Zwischen Mädchen und Jungen (Pettermann & Pettermann 2012) können ebenfalls Unterschiede erkannt werden: Mädchen neigen dazu, eher gezielter und manipulierender zu agieren. Sie überlegen, wie sie andere zu ihren Gunsten beeinflussen können, während Jungen ihre inneren Absichten häufig mit vollem Körpereinsatz zeigen. Diesen Kindern mangelt es häufig daran, zuerst die Situation zu

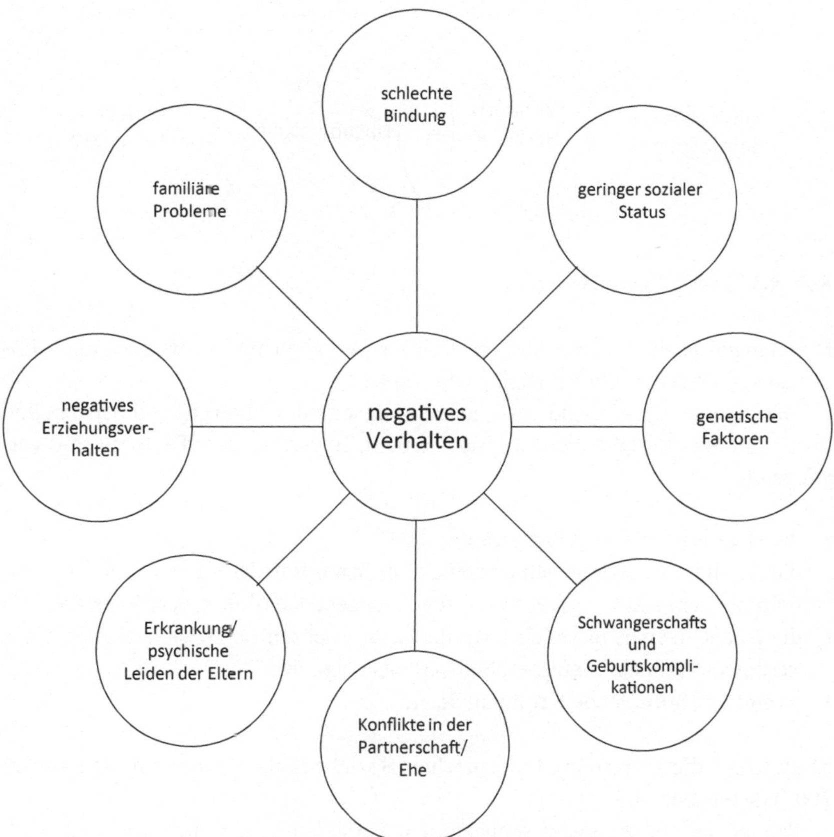

Abb. 4.2 Familiäre Faktoren zur Entstehung negativen Verhaltens

überdenken und im Anschluss gezielte Handlungen zu setzen, welche oft zu einem positiven Ausgang der Situation führen würden.

Bei aggressiven Kindern liegen zudem häufig Defizite der Informationsverarbeitung im sozial-kognitiven Bereich vor. Sie nehmen bedrohliche Reize wahr und unterstellen feindseliges Verhalten (Absicht). Oft wählen sie Handlungsziele aus, die auf Wiedergutmachung des eigenen Nachteils bzw. Rache abzielen. Ihnen fallen weniger Lösungen bei Konflikten ein. Wenn doch, sehen sie Vorteile in aggressiven Handlungen, um ihr Gegenüber einzuschüchtern oder in die Flucht zu schlagen.

Die sich daraus ergebenden Konsequenzen werden von ihnen positiver gesehen, als bei „gesund" sozial kompetenten Kindern. Ist es gelungen, setzen sie diese

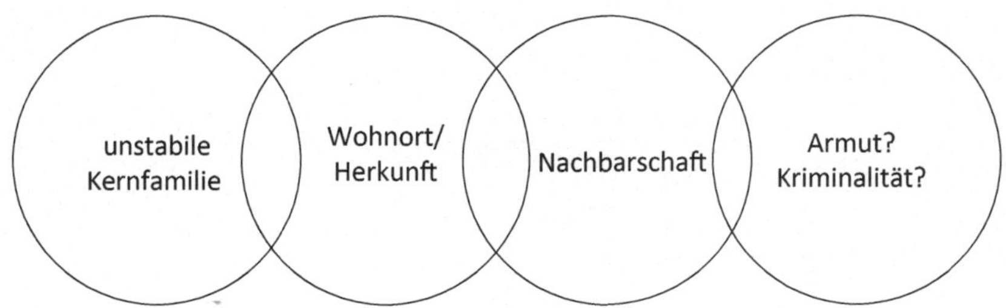

Abb. 4.3 Soziale Risikofaktoren

Handlungen auch weiterhin um, da sich ihr Verhalten für sie als geeigneter Lösungsweg herausgestellt hat (Selbstwirksamkeit).

Dass Kinder vorwiegend aus Nachahmung lernen, ist hinreichend bekannt und in der Literatur umfangreich empirisch erfasst. Beeinflussende Faktoren sind vorwiegend:

- die Herkunft (Wohnort/Ortsteile)
- die Kernfamilie (wie gehen einzelne Familienmitglieder mit verschiedenen Situationen um – z. B. aggressiver Vater, nachgebende Mutter, herrischer Opa,…)
- die Nachbarschaft in welcher Kinder heranwachsen (z. B. viele Familien mit geringem sozialem Status, erhöhte Arbeitslosigkeit)
- Armut und auftretende Kriminalität, …

begünstigen die Entstehung für schlechtes Sozialverhalten (Koglin & Pettermann 2005) (siehe Abb. 4.3).

Kinder, welche zu einem schüchternen Verhalten neigen, fallen in ihrer Umgebung nicht wirklich auf, sie wirken angepasst und angenehm. Sie geben ihrer Außenwelt jedoch wenig Einblick in ihre Gedanken und Gefühle. Bei genauerem Blick ist festzustellen, dass ihr Selbstvertrauen oft nicht ausreichend ausgebildet ist. Sie trauen sich nichts zu, haben das Gefühl nicht dazuzugehören und ziehen sich gerne zurück, um nicht aufzufallen. Sie haben von sich ein eher negatives Selbst-Bild (Urteil, dass jemand über sich selbst fällt). Schüchterne Kinder verfügen auch meist über eine negative Selbst-Einschätzung (was jemand von sich selbst hält, wie jemand über sich denkt) (Terri Akin 1990). Oft leiden diese Kinder verstärkt unter verschiedenen Ängsten, wie Trennungsangst, sozialen Angstzuständen (z. B. Rückzugstendenzen) und entwickeln manchmal Sozialphobien oder generalisierte Ängste, die die Gesamtpersönlichkeit schwer beeinträchtigen können (Petermann & Pettermann 2010) (siehe Abb. 4.4).

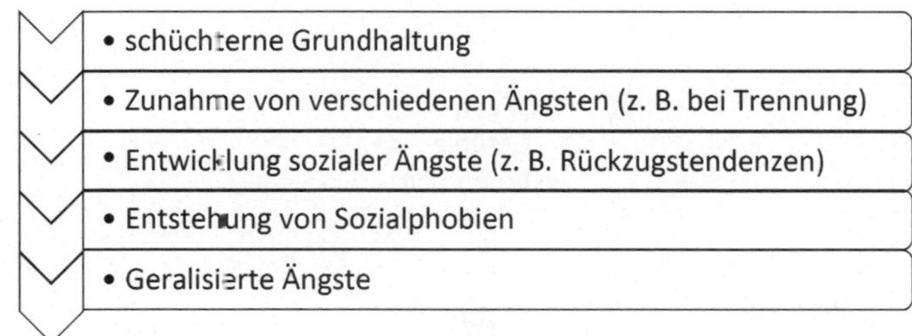

Abb. 4.4 Mögliche Entstehung einer generalisierten Angststörung

Die soeben beschriebenen Störungsbilder werden in großer Vielfalt und Unterschiedlichkeit beschrieben und diagnostiziert. Sie sind in verschiedenen Klassifikationssystemen zu finden. In diesem Zusammenhang fallen Begriffe wie schüchtern, gehemmt, unsicher, sozial isoliert, sozial inkompetent, …

Selbstvertrauen und das Selbstwertgefühl sind für die Entwicklung von gesunden sozialen Kompetenzen eine notwendige Grundlage, denn sie zeigen die gefühlsmäßige Reaktion auf Urteile, die wir ständig über uns selbst fällen. Diese können häufig wechseln, wenn wir einmal mit unserem Handeln zufrieden sind, ein anderes Mal nicht. Viele unserer ganz persönlichen Eigenschaften beruhen auf dem Vorhandensein eines gesunden Selbstbildes und einer soliden Selbsteinschätzung, sodass eine gesunde Ausformung dessen unumgänglich ist.

Oft treten bei Angststörungen, vegetative Symptome, den Herz-Kreislauf, aber auch den Magen-Darm-Bereich betreffend, auf, sowie Gedanken. Diese können negative, selbstabwertende, laute, aber auch innere Dialoge auslösen. Sätze, wie:

- „Mich mag keiner."
- „Ich kann nirgendwo hingehen, da ich überall abgelehnt werde."
- „Die anderen finden mich alle doof."
- „Ich darf keine Fehler machen, sonst werde ich für dumm gehalten."

sind nicht selten (Petermann & Pettermann 2010).

Eine Bearbeitung dieser mangelnden Grundhaltung ist für die Entwicklung zu einem gesunden erwachsenen Menschen, unumgänglich. Aus diesem Grund ist die Förderung von sozialen Kompetenzen notwendig. Die Erfahrung hat gezeigt, dass die Erarbeitung in Gruppen, die Übertragung in den Alltag erleichtert. Die Zusammensetzung von Gruppen, die verschiedene Verhaltensbilder zeigen, wirkt sich meist nicht nachteilig aus, da die Betroffenen dadurch direkt andere Verhal-

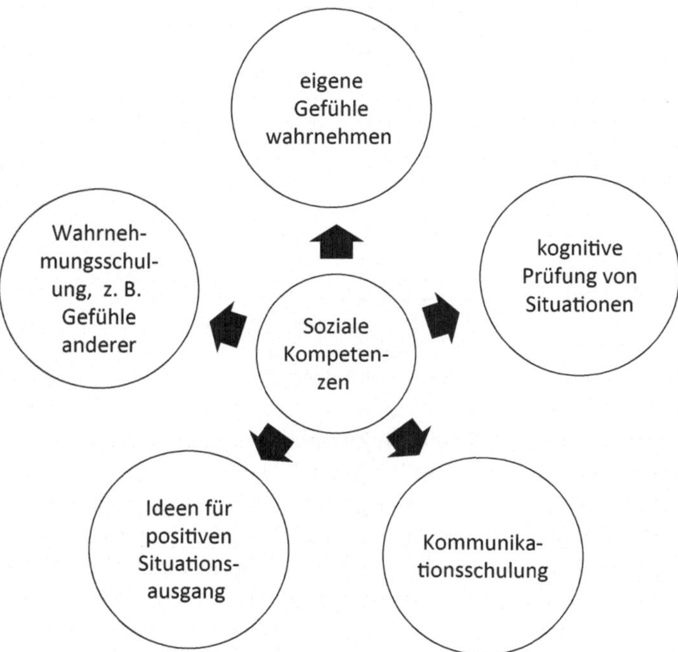

Abb. 4.5 Inhalte zur Förderung sozialer Kompetenzen

tensmuster wahrnehmen können. Auf die Altershomogenität ist jedoch erhöhtes Augenmerk zu legen.

Die Schulung sozialer Kompetenzen sollte folgende Inhalte umfassen:

- das Kennenlernen der Gefühle,
- die Wahrnehmungsschulung (sich in andere Hineinversetzen können)
- die Kenntnis von allgemein gültigen Kommunikationsregeln
- der Ausbau kognitiver Bereiche
- Ideen, wie Situationen für alle Beteiligten zufriedenstellend ausgehen könnten.

Dadurch sollen positive Verhaltensweisen verstärkt/begünstigt und aggressive, oppositionelle, aber auch schüchterne verringert werden (siehe Abb. 4.5).

Welche Störungsbilder gibt es?

Die Literatur unterscheidet im Wesentlichen zwei große Gruppen von sozial inkompetentem Verhalten:

- Sozial unsicheres Verhalten
- Aggressiv-oppositionelles Verhalten

5.1 Sozial unsicheres Verhalten

Erscheinungsbild

Wie bereits im letzten Kapitel erwähnt, fallen sozial unsichere Kinder im Gegensatz zu aggressiven Kindern im Alltag nicht zwangsläufig negativ auf. Sie erscheinen ruhig, unauffällig und angepasst. Darüber hinaus zeigen sich meist folgende Symptome:

- Mimik/Gestik
  Sozial unsichere Kinder zeigen häufig eine wenig ausdrucksstarke Mimik. Teilweise kann es auch so wirken, als zeigen sie keinerlei Gefühlsregung auf ihrem Gesicht. Vielen dieser Kinder fällt es zudem schwer von sich aus Blickkontakt aufzunehmen oder aber diesen über längere Zeit aufrecht zu erhalten.
- Sprache
  Die Sprache erscheint meist leise und undeutlich oder aber es zeigt sich eine übermäßige verbale Unruhe, mit welcher diese Kinder ihre Unsicherheit zu überspielen versuchen. Einigen sozial unsicheren Kindern fällt es zudem schwer auf an sie gerichtete Fragen zu antworten.

© Springer Fachmedien Wiesbaden 2015
R. Dehu et al., *Soziale Kompetenz bei Kindern und Jugendlichen,* essentials,
DOI 10.1007/978-3-658-11140-3_5

- Motorik
  Eine Vielzahl von Kindern wirkt in ihrer Motorik steif und verlangsamt, andere hingegen zeigen sich übermäßig zappelig, unruhig und nervös.
- Verhalten/Interaktion
  Bei der Interaktion mit anderen zeigen sich sozial unsichere Kinder übermäßig schüchtern, zurückhaltend, unsicher oder ängstlich. Viele dieser Kinder sind stark auf den emotionalen Rückhalt ihrer Eltern oder anderer Bezugspersonen angewiesen, wodurch es ihnen nicht möglich ist, sich kurz- oder längerfristig von diesen zu trennen. Da dem Kind immer ein Erwachsener zur Seite steht, gehen wichtige Trainingsmöglichkeiten (wie z. B. selbstständige Kontaktaufnahme zu anderen, gemeinsame Spielerlebnisse, Erproben von Konfliktlösestrategien, etc.) verloren bzw. sind diese eingeschränkt.

Häufig vermeiden sozial unsichere oder ängstliche Kinder den Kontakt zu anderen Kindern komplett und halten sich lieber in der „sicheren" Umgebung von Erwachsenen auf. Dies erzeugt eine Isolierung und Stigmatisierung, unter welcher die betroffenen Kinder leiden.

Entstehungsfaktoren
In der Literatur wird die Entstehung sozial unangepassten Verhaltens auf drei große Faktoren zurückgeführt:

- biologische
- psychische und
- soziale

Biologische Faktoren Petermann und Petermann (2010) nennen als biologische Faktoren eine genetische Veranlagung, sowie das (Temperaments-)Merkmal der „Verhaltenshemmung" („behavioral inhibition"). Das bedeutet, dass verhaltensgehemmte Kinder in neuen, ungewohnten Situationen ein erhöhtes Stressniveau zeigen. Diese Stressreaktion führt zu einer eingeschränkten Informationsverarbeitung, wodurch es in weiterer Folge zu Denk- und Handlungsblockaden kommen kann (Fröhlich-Gildhoff 2007). Dies kann in weiterer Folge zu einem vermehrten Auftreten von Trennungsangst (Beidel und Turner 1999) bzw. Rückzugsverhalten (Petermann und Petermann 2010) führen.

Beidel und Turner (1998) merken in diesem Zusammenhang an, dass genetische Aspekte jedoch nur für einen kleinen Teil der Kinder von Bedeutung sind. Für den Großteil der Kinder scheinen psychische Faktoren die entscheidende Rolle zu spielen.

Psychische Faktoren Sowohl die Beobachtung von entsprechenden Verhaltensweisen bei Bezugspersonen, als auch die fehlende Gelegenheit zum sozialen Lernen (= Abnahme alle Probleme bzgl. Kontaktaufnahme oder Problemlösestrategien) können die Entstehung sozial unsicheren Verhaltens begünstigen. Viele Kinder erfahren zudem wenig positive Verstärkung (Petermann und Petermann 2010). Des Weiteren besteht eine verzerrte Informationsverarbeitung, wodurch viele Situationen als bedrohlich interpretiert werden. Sozial unsichere Kinder tendieren zudem häufig dazu sich v. a. an soziale Negativerfahrungen und Misserfolge bevorzugt zu erinnern (Alden und Tayler 2004; Stopa und Clark 2000). Darüber hinaus erscheinen auch die Wahrnehmung und das Vertrauen in die eigene Selbstwirksamkeit eingeschränkt, wodurch die Kinder den Glauben an Veränderungsmöglichkeiten aufgeben. Der Aufbau eines adäquaten Selbstbewusstseins wird dadurch stark eingeschränkt (Petermann und Petermann 2010).

Sozial unsichere oder ängstliche Kinder scheuen neue Situationen, da sie sich dabei selbst als inkompetent wahrnehmen und grundsätzlich davon ausgehen von anderen Kindern abgelehnt zu werden (Chansky und Kendall 1997; Albano und Barlow 1997).

Soziale Faktoren Hier scheint v. a. ein enger Zusammenhang zwischen dem Vorbildverhalten der Eltern und dem Verhalten des Kindes zu bestehen (Essau 2003; McLeod et al. 2007; Schmidt 2008). Des Weiteren scheinen kritische Lebenserfahrungen zur Entstehung kindlicher Ängste beizutragen. In welcher Form ist derzeit jedoch noch offen (Petermann und Petermann 2010). Ein weiterer wichtiger Faktor stellt die psychische Gesundheit der Eltern, sowie deren Erziehungskompetenz dar (Bernstein et al. 1996).

Neben den drei großen Faktoren soll auch die „erlernte Hilflosigkeit" von Seligman (2004) als mögliche Theorie zur Entstehung sozial unsicheren Verhaltens angeführt werden. Seligman (2004) geht dabei davon aus, dass das wiederholte Erleben unkontrollierbarer Situationen hilflos macht. Ein Ereignis wird dann als unkontrollierbar bewertet, wenn man unabhängig vom eigenen Bemühen das Eintreten, den Verlauf und das Ergebnis nicht verändern kann. Treten derartige Erfahrungen wiederholt auf, entsteht das Gefühl der Hilfslosigkeit (Petermann 1992).

5.2 Aggressiv-oppositionelles Verhalten

Erscheinungsbild Anders als sozial unsichere Kinder bringen aggressive Kinder Erwachsene deutlich schneller unter Handlungsdruck (Petermann und Petermann 2010): sie erscheinen häufig unkontrolliert, rücksichtslos, egoistisch und sind körperlich und/oder verbal aggressiv. Die Gründe für das Auftreten aggressiven Verhaltens können sich dabei sehr stark unterscheiden. Viele Kinder versuchen über aggressiv/provozierendes Verhalten mit anderen Kindern in Kontakt zu treten bzw. die Aufmerksamkeit ihrer Umgebung auf sich zu ziehen (z. B. Klassenclown). Häufig entsteht aggressives Verhalten aus einer Hilflosigkeit des Kindes heraus oder aber dient dessen Durchsetzung der eigenen Wünsche oder Bedürfnisse (Petermann und Petermann 2012). Erfolgserlebnisse bei aggressiv-oppositionellen Verhalten führen zudem zu einer falschen Lernerfahrung und Abspeicherung. Dadurch, sowie durch die laufenden Rückmeldungen der sozialen Umwelt definieren sich viele Kinder über ihren aggressiven Persönlichkeitsanteil.

Geschlechterspezifisch lassen sich Unterschiede bzgl. der Aggressionsformen feststellen. Jungen bevorzugen dabei im Wesentlichen die offene, direkte und körperliche Aggressionsform (z. B. Schlägereien). Mädchen hingegen wählen eher das verdeckte, stille und verbal ausgerichtete Verhalten (z. B. Lügen verbreiten) (Kämmerer 2001; Penthin 2010).

Entstehungsfaktoren Die frühe Entstehung aggressiver Verhaltensweisen kann auch hier durch biologische Faktoren begründet werden. Die weitere Entwicklung wird wiederum durch psychische, sowie soziale Faktoren beeinflusst (Petermann und Petermann 2012).

Biologische Faktoren
- Pränatale Faktoren
  Viele Studien gehen von Schädigungen auf das kindliche Gehirn durch einen Substanzmissbrauch der Mutter während der Schwangerschaft aus. Laut Brennan und Raine (1997) scheinen auch Schwangerschafts- und Geburtskomplikationen die Entstehung aggressiven Verhaltens hervorrufen zu können. Indem sie das Lernverhalten beeinträchtigen, können derartige Störungen das Sozialverhalten des Kindes maßgeblich verändern (Banaschewski et al. 2004).
- Perinatale Faktoren
  Mädchen scheinen bereits im Säuglingsalter über eine bessere Emotionsregulation zu verfügen als Jungen (Petermann und Kullik 2011; Weinberg und Tronick 1997). Fröhlich-Gildhoff (2007) weist des Weiteren auf die Wichtigkeit des Erlebens einer sicheren Bindung, des Erfahrens von Selbstwirksamkeit und Kontrolle, sowie die Förderung der Emotionsregulation des Kindes hin.

Psychische Faktoren Zu den psychischen Faktoren zählen Petermann und Petermann (2012)

- ein problematisches Temperament
- eine mangelhafte Impulskontrolle und Gefühlsregulation
  z. B. mangelhafter Umgang mit negativen Emotionen, dadurch Verhinderung
  passender Problemlösestrategien und deren Umsetzung
- eine verzerrte Informationswahrnehmung und –verarbeitung
  z. B. übertriebene Reaktion auf bedrohlich erlebte Situation
- sowie ein eingeschränktes Einfühlungsvermögen
  z. B. nimmt das Kind nicht die Perspektive seines Gegenübers in Bezug auf
  seine eigene aggressive Handlung ein

Soziale Faktoren Penthin (2010) beschreibt sechs wesentliche soziale Risikofaktoren für das Entstehen aggressiven oder oppositionellen Verhaltens bei Kindern:

1. Elterliche Gewalt
   Sowohl die verbale oder physische Gewalt der Eltern gegen ihr Kind, als auch gewalttätige Auseinandersetzungen gegeneinander stellen dabei ein ungünstiges Lernmodell dar.
2. Negatives Familienklima
   Besteht ein Mangel an emotionaler Wärme und liebevoller Fürsorge ist dies ein Risikofaktor für die Entstehung von aggressiven Verhaltensauffälligkeiten. Je jünger ein Kind ist, desto mehr scheint es unter der negativen Eltern-Kind-Beziehung zu leiden (Campell et al. 1996). Laut Penthin (2010) resultiert eine derartige mangelhafte emotionale Verbundenheit häufig auch aus den Beziehungsproblemen der Eltern untereinander, was wiederum zu einem negativen Familienklima führt.
3. Psychische Probleme der Eltern, Substanzmissbrauch und Sucht
   Elterliche Suchterkrankungen sind häufig Ausdruck seelischer Missstände. Die Eltern zeigen häufig starke emotionale Schwankungen, was zu einer massiven Verunsicherung auf Seiten des Kindes führt. Derartige Verunsicherungen führen beim Kind zu einem geringen Selbstwertgefühl und machen es dadurch anfälliger für negative Beeinflussung durch Gleichaltrige. Des Weiteren kommt es häufig zu einer Nachahmung des elterlichen Verhaltens durch das Kind (Penthin 2010).
4. Geringer sozialer Status
   Penthin (2010) beschreibt, dass Arbeitslosigkeit, sowie damit verbundene geringe finanzielle Mittel sich häufig negativ auf die elterliche Stimmung auswirken. Viele Kinder erleben ihre Eltern als gereizt und perspektivenlos. Aufgrund des hohen Konsumdrucks kommt es häufig dazu, dass Kinder sich durch Diebstahl oder Erpressung begehrte Statussymbole aneignen. Eingeengte

Wohnräume nehmen den Kindern zudem die Möglichkeit sich in einem geschützten Rahmen körperlich betätigen zu können, was wiederum negative Auswirkungen auf das Körperschema und die Wahrnehmungsverarbeitung der Kinder hat.

5. Fehlende elterliche Aufsicht und Unterstützung
   Patterson et al. (1998) weisen darauf hin, dass viele Eltern keine oder zu wenige Informationen über den Zeitvertreib ihrer Kinder besitzen. Penthin (2010) erläutert weiter, dass durch die fehlende Kontrolle zum einen keinerlei Korrekturmöglichkeit durch die Eltern besteht, zum anderen lernen diese Kinder, dass nur massives Fehlverhalten zu einer Beachtung seitens der Erwachsenen führt.

6. Medienkonsum
   Neben Konzentrations-, Aufmerksamkeits- und Lernstörungen besteht ein klarer Zusammenhang zwischen Fernsehen und Übergewicht. Vielen Kindern fehlt zudem die Möglichkeit, das Gesehene mit einem Erwachsenen gemeinsam reflektieren zu können, wodurch gewalttätige und verängstigende Bildschirminhalte eine psychische Bedrohung für das Kind darstellen (Penthin 2010). Da Kinder bis zu einem gewissen Alter noch nicht in der Lage sind, zwischen Wunsch und Bedürfnis unterscheiden zu können, sind sie der Werbung im Fernsehen meist schutzlos ausgeliefert. Spitzer (2012) beschreibt des Weiteren eine Abnahme der allgemeinen geistigen Leistungsfähigkeit, Sprachdefizite, ein erhöhtes Auftreten von Stress und eine zunehmende Gewaltbereitschaft. Kinder mit einem übermäßigen Medienkonsum fällt es schwerer, sich selbstständig und sinnvoll zu beschäftigen, wodurch sie ständig auf Anregungen ihrer Umgebung angewiesen sind.

5.3 Bindungsstörungen

Einen weiteren interessanten Blickwinkel eröffnet Winterhoff (2010), indem er drei Arten von Bindungsstörung beschreibt, auf welche das Unvermögen soziale Kompetenzen zu entwickeln zurückgeführt werden kann.

1. Bindungsstörung

Das Kind auf gleichberechtigter Ebene Die autoritäre Erziehung der vergangenen Jahre wurde vielerorts durch ein freundschaftliches-partnerschaftliches Erziehungskonzept abgelöst. Der Erwachsene und das Kind befinden sich dabei auf einer gleichberechtigten Ebene. Das Fehlen klarer Vorgaben, sowie die Einbeziehung in nicht altersadäquate Themen und Entscheidungen führen zu einer psychischen Überforderung des Kindes. Dieses erscheint dann in seinem Verhalten häufig maßlos und äußert dies in einem eigenwilligen und sturen Verhalten. Die ersten tiefgreifenden Konflikte entstehen, wenn die Entscheidungen des Kindes nicht mit den Vorgaben und Anforderungen der Umwelt übereinstimmen (meist im KiGa oder in der Schule). Zudem fehlt dem Kind die Möglichkeit mit der Frustration durch an es gerichtete Regeln und Einschränkungen umgehen zu lernen. Bis dato agierte es weitgehend nach seinen eigenen Vorstellungen und geriet dadurch eher selten in frustrierende Situationen.

2. Bindungsstörung

Das Kind als Spiegel für das eigene Selbst Bei dieser Art der Bindungsstörung schreiben sich Eltern sämtliche Leistungen des Kindes, sowohl positive als auch negative, zu 100 % selbst zu – das Kind dient somit quasi als Messlatte für die eigenen Leistungen. Dadurch entsteht auf lange Frist gesehen ein Abhängigkeitsverhältnis der Eltern zum Kind, da diese das Vertrauen in sich selbst als Person weitgehend nur über die Leistungen ihres Kindes definieren können.

Sowohl Eltern als auch Erziehern/Erzieherinnen gelingt es zunehmend weniger, den Widerstand des Kindes bzw. dessen kurzzeitigen Entzug von Zuneigung bei Verweigerung eines Wunsches auszuhalten. Dem Drängen des Kindes wird tlw. auch aufgrund des gesellschaftlichen Drucks nachgegeben (z. B. abfällige Blicke anderer Kunden im Supermarkt, wenn dem Kind eine Süßigkeit an der Kasse verwehrt wird).

Die Betreuung bzw. Behandlung der „auffälligen" Kinder wird häufig delegiert von den Eltern an den Erzieher/die Erzieherin, vom Erzieher/von der Erzieherin zum Psychologen/zur Psychologin und Therapeuten/Therapeutin. Bei letzteren werden dann häufig Probleme behandelt, die es gar nicht geben müsste. Aufgrund des Unwillens des Kindes und des (zu schnellen) Nachgebens seitens der Bezugspersonen kommt es häufig zu einer Vermeidung von Spielen und Aktivitäten, mit welchen wichtige Funktionen trainiert werden (z. B. die Einhaltung von Regeln). Dies führt häufig zu Sekundärproblemen (wie z. B. Konzentrationsschwierigen, etc.). Auch in der Bildungspolitik zeigen sich immer häufiger Tendenzen die Bildungsstandards herabzusetzen, um sie an das Niveau der Kinder anzupassen, statt mehr Augenmerk auf deren Förderung zu legen.

3. Bindungssörung

Die Verschmelzung mit dem Kind Kinder realisieren bereits früh, dass sich um sie herum zahlreiche leblose, aber auch lebendige Gegenstände bzw. Dinge befinden. Leblose Gegenstände (wie z. B. Möbel) sind dem Willen des Kindes dabei ausgeliefert – es kann über sie bestimmen. Auch Menschen werden vom Kind zunächst als manipulierbar wahrgenommen. Erst durch das Erleben von Regeln und die Durchsetzung von Grenzen entsteht beim Kind die Erkenntnis eines personifizierten Wesens. Kinder die durch eine symbiotische Beziehungsstörung in dieser Erkenntnis eingeschränkt wurden, erleben ihre Umgebung gegenständlich, d. h. sie haben das Gefühl vollkommen über sie bestimmen zu können.

Der steigende Druck in der Gesellschaft führt dazu, dass viele Eltern nicht mehr in der Lage sind, Grenzen zu setzen und deren Einhaltung einzufordern. Den Eltern fehlt die Möglichkeit, sich abzugrenzen, Missverhalten zu erkennen und Fehlverhalten zu unterbinden. Das Kind wird nicht mehr als autonomes Wesen wahrgenommen.

Das respektlose und tlw. tyrannische Verhalten dieser Kinder führen in weiterer Folge zu einer zunehmend ablehnenden Haltung der Gesellschaft. Immer häufig berichten Medien über Kinder und Jugendliche, die die Schule verabscheuen bzw. keine Notwendigkeit sehen zu arbeiten. Die Gesellschaft ist dabei nicht imstande, die mangelhafte Entwicklung psychischer Funktionen mit der Entstehung derartigen Verhaltens in Verbindung zu bringen.

Was passiert, wenn „nichts passiert"?

6.1 Analyse eines Teufelskreises

- **Unvermögen adäquater Kontaktaufnahme**

Jeder Mensch strebt danach, von anderen wahrgenommen zu werden. Fehlen dem Kind dazu die sozialen Kompetenzen geschieht dies häufig auf eher ungeschickte Art und Weise (z. B. indem das Kind herum kasperlt, andere ärgert, diese im Spiel unterbricht, etc.).

- **mangelndes Einfühlungsvermögen**

Vielen Kindern fällt es schwer, sich in ihr Gegenüber hineinzuversetzen, d. h. die Bedürfnisse, Motivation und Gefühle des anderen zu verstehen und so seine Handlungen besser nachvollziehen zu können. Das Kind sieht nur seine eigene Wirklichkeit, wodurch es immer wieder in Konflikte mit seiner Umgebung gerät. Da es die Schuld immer nur bei den anderen sieht, werden Verhaltensänderungen seitens des Kindes meist abgelehnt.

- **niedrige Frustrationstoleranz**

Der Begriff der Frustrationstoleranz beschreibt die Fähigkeit, mit negativen Gefühlen wie Enttäuschung, Wut, Trauer, u. Ä. adäquat umzugehen. Bei einer niedrig ausgeprägten Frustrationstoleranz genügen oft Kleinigkeiten, um große innere Anspannungen beim Kind zu erzeugen. Diese negative Spannung braucht dann ein Ventil. Bei vielen Kindern äußert sich dies durch bockiges Verhalten, Schimpfen, um sich schlagen, etc.

© Springer Fachmedien Wiesbaden 2015
R. Dehu et al., *Soziale Kompetenz bei Kindern und Jugendlichen,* essentials,
DOI 10.1007/978-3-658-11140-3_6

- **verzerrte Selbstwahrnehmung**

Dies alles führt häufig dazu, dass das Kind Situationen anders bewertet, wodurch es ihm nicht gelingt, seinen eigenen Anteil am Konflikt zu erkennen.

- **eingeschränkte Selbstreflexion und Kritikfähigkeit**

Das Kind ist für Reflexionsversuche nicht zugänglich, da es in seiner Wahrnehmung nichts Falsches getan hat. Da auch das Eingeständnis von Schuld eine gewisse soziale Reife voraussetzt, ist es auch möglich, dass das Kind trotz des eigenen Wissens bzgl. seines Fehlverhaltens, dieses nicht zugeben kann oder möchte.

- **überzogenes Verhalten aufgrund falscher Wahrnehmung**

Häufig kommt es auch zu überzogenen Verhaltensweisen seitens des Kindes. Aufgrund einer falschen Wahrnehmung reagiert es unvorhersehbar und verunsichert dadurch Klassenkameraden und Freunde, welche sich zunehmend von ihm zurückziehen (z. B. schlägt das Kind ein anderes, von dem es unabsichtlich angerempelt wurde, da es der Ansicht ist, das andere Kind hätte absichtlich gehandelt). Viele Kinder, welche bereits Ablehnung durch ihre Umgebung erfahren haben handeln zudem häufig aus Frustration, Trauer oder einem Schutzbedürfnis heraus.

- **negative Aufmerksamkeit**

Das Kind erhält für seine unerwünschten Handlungen immer wieder negative Aufmerksamkeit (d. h. Ermahnungen, Bestrafungen, u. Ä.), jedoch meist wenig bis keinerlei Anregung wie eine derartige Situation anders gelöst werden könnte. Des Weiteren ist es möglich, dass das Kind sich Lösungsvorschlägen gegenüber verschließt.

- **sozialer Ausschluss**

Das Kind wird von den anderen aufgrund seines Fehlverhaltens zunehmend mehr ausgeschlossen und fühlt sich abgelehnt. In Bezug auf verbliebene Freunde zeigt es sich daher häufig klammernd, besitzergreifend und eifersüchtig.

Freundschaften werden vom Kind nicht mehr differenziert bewertet und ausgewählt (Motto: besser schlechte als gar keine Freunde). Es ist dadurch leicht manipulierbar und kann leichter von anderen für negative Handlungen missbraucht werden. Das Kind gerät in einen inneren Konflikt, da es spürt bzw. bemerkt von seinen Freunden manipuliert zu werden, jedoch emotional auf diese angewiesen ist, da alle anderen sich bereits von ihm abgewendet haben. Dies führt oft dazu, dass die „falschen Freunde" in Schutz genommen und ihre Verhaltensweisen gerechtfertigt werden. Bei vielen Kindern entsteht zudem Traurigkeit oder Wut darüber, dass die anderen scheinbar geschickter agieren, als es selbst im Stande ist.

- **Bemühungen, Ablehnung zu durchbrechen und Zugang zu finden**

Das Kind versucht, mittels diverser Handlungen wieder Zugang zu den anderen zu bekommen bzw. deren Aufmerksamkeit auf sich zu ziehen. Häufig gelingt es ihm zu diesem Zeitpunkt nicht mehr, sich auf adäquate Weise „bemerkbar" zu machen (Unwissenheit bzgl. adäquater Kontaktaufnahme, sozialer Ausschluss, etc.). Das Kind erhält dadurch negative Aufmerksamkeit und bekommt schließlich das Gefühl, nicht mehr positiv punkten zu können.

- **Unwissenheit bzgl. Verhaltensänderung**

Das Kind hat meist ein unzureichend ausgebildetes Ideenrepertoire, wie eine Situation adäquat bewältigt werden könnte. Aufgrund des sozialen Ausschlusses ergeben sich darüber hinaus immer weniger Trainingsmöglichkeiten.

- **niedriges Selbstwertgefühl**

Negativerlebnisse, Strafen und die Ablehnung des sozialen Umfeldes führen meist zu einem niedrigen Selbstwertgefühl. Viele Kinder ziehen sich zurück und trauen sich nichts mehr zu oder aber reagieren mit völlig überzogenem Auftreten, um das eigene Ich zu schützen und sich nicht mit der schmerzhaften Realität auseinandersetzen zu müssen. Auch der externe oder interne Vergleich zu anderen „braven" Kindern (z. B. Geschwistern, Klassenkollegen, etc.) führen dem Kind das eigene Unvermögen immer wieder schmerzlich vor Augen.

- **Manifestation negativer Verhaltensweisen**

Das Kind setzt weiterhin und dauerhaft negative Aktionen, um überhaupt noch „wahrgenommen" zu werden. Je intensiver und länger diese Verhaltensweisen beibehalten werden, desto schwieriger ist es sie wieder aufzubrechen. Es kann sein, dass das Kind immer wieder gute Vorsätze fasst. Meist kommt es jedoch nur zu kurzzeitigen Phasen der Verhaltensänderung. Sobald das Kind dafür kein positives Feedback seitens der Umgebung erhält, verfällt es wieder in bisherige negative Verhaltensmuster. Schließlich akzeptiert es die negative Aufmerksamkeit seiner Umgebung als Ersatz für positive Zuwendung.

- **Gleich und gleich gesellt sich gern**

Da das Kind stetig auf der Suche nach Anschluss und Zuspruch ist, kommt es häufig dazu, dass es sich einer Gruppe mit ähnlichen Problemen, Verhaltensweisen und Background anschließt. Hier erlebt es erstmals ein Gefühl von Zusammengehörigkeit und Verständnis. Das Kind übernimmt weitere negative Verhaltensweisen der anderen, wird von diesen darin bestärkt oder dazu motiviert. Auch gemeinsam begangene Straftaten bzw. gemeinsamer Drogenmissbrauch (z. B. Alkohol, Nikotin, etc.) sind keine Seltenheit.

- **Schulunlust, mangelnde Eigenmotivation**

Immer wiederkehrende Auseinandersetzungen mit Klassenkollegen, Differenzen mit Lehrern/Lehrerinnen, u. Ä. führen zu einer ablehnenden Haltung bzgl. Schule bzw. im schlimmsten Fall zu einer völligen Schulunlust oder -verweigerung. Das Kind zeigt wenig Motivation bzgl. schulischen Leistungen. Darüber hinaus kommt es zu einer emotionalen Belastung des Kindes, welche auch Auswirkungen auf seine kognitive Leistungsfähigkeit hat. Das Kind kann sich schlechter konzentrieren, muss mehr Energie für die Aneignung des Lernstoffes aufwenden und erzielt dennoch häufig schlechte Resultate.

Es kommt zu Schulverweisen oder Schulwechsel(n) und zu einer damit verbundenen immer wieder wechselnden (Betreuungs-) Situation, welcher sich das Kind anpassen muss. Eine Stabilisierung des Kindes durch die Schaffung einer Vertrauensbasis, auf welcher derartige Probleme gemeinsam bearbeitet werden können, ist unter diesen Voraussetzungen nur schwer möglich. Es entsteht für das Kind das Gefühl „nirgendwo hinzupassen".

- **Umgang mit negativen Emotionen**

Das Kind ist nicht in der Lage, mit negativen Emotionen wie Wut, Trauer oder Enttäuschung angemessen umzugehen. Häufig werden die angestauten Emotionen dann an Familienmitgliedern, Einrichtungsgegenständen, etc. abgebaut.

- **Trauer und Depression**

Die immer wiederkehrenden Konflikte, sowie die Ablehnung der Umgebung erzeugen beim Kind das Gefühl, allen „eine Last zu sein" und von keinem geliebt zu werden. Depression oder aber Selbstmordgedanken können im schlimmsten Fall die Folge sein.

- **Gefühl der Ausweglosigkeit**

Aufgrund der negativen Abwärtsspirale gibt das Kind seine Bemühungen bzgl. Verhaltensänderung auf.

6.2 Auswirkungen auf die Familie

- **familiäre Belastungen**

In der Familie liegt der Fokus aufgrund des Fehlverhaltens des Kindes vorwiegend auf diesem. Vorladungen in der Schule, ständige Ermahnungen, Diskussionen, Bestrafungen und ähnliches führen zu einer Vielzahl negativer Aufmerksamkeit. Geschwister werden dabei zwangsläufig in den Hintergrund gestellt und fühlen sich vernachlässigt. Das Kind wiederum hat das Gefühl, dass seine Geschwister bevorzugt werden, da diese mehr positive Aufmerksamkeit erhalten.

- **psychische Belastung der Eltern**

So vielfältig die negativen Verhaltensweisen des Kindes sein können, so vielfältig können auch die daraus resultierenden Belastungen der Eltern ausfallen: Viele Eltern vermeiden es, mit PädagogInnen oder DirektorInnen in Kontakt treten zu müssen, da sie immer befürchten über neue Vorfälle informiert zu werden. Einige Eltern beschreiben dadurch einem großen inneren Stress ausgesetzt zu sein.

Manche Eltern suchen den Grund für das Fehlverhalten ihres Kindes bei sich und entwickeln ein Gefühl der Unzulänglichkeit das Kind zu erziehen. Dies wird ihnen zudem häufig von ihrem näheren und weiteren sozialen Umfeld vermittelt: Großeltern, Freunde und Bekannte analysieren das Verhalten des Kindes und geben wohlgemeinte Ratschläge, aber auch völlig fremde Personen können sich bei unpassendem Verhalten des Kindes in der Öffentlichkeit in die Erziehungsstruktur der Eltern einmischen.

Dies alles führt oft zu einem sozialem Rückzug: Schulfeste, Begegnungen mit anderen Eltern, Einladungen bzw. Teilnahme an Gruppen, etc. werden vermieden, wodurch noch weniger soziale Kontakte für das Kind und noch weniger Gelegenheiten, Verhaltensweisen außerhalb des schulischen Rahmens zu trainieren, entstehen.

Häufig wissen Eltern nicht, an wen sie sich mit ihren Problemen wenden können, und bleiben mit dem Gefühl des Versagens als Erziehungsperson allein. Oft entstehen auch Unverständnis oder Trauer darüber, wie es soweit kommen konnte.

Ablenkung durch andere Aktivitäten, Depression, Flucht in Hobbys, etc. können dabei die Folgen sein. Aufgrund der vielen Negativerfahrungen und psychischen Belastungen ist es vielen Eltern nicht mehr möglich, sich dem Kind positiv zuzuwenden, auch wenn dieses sich gerade angemessen verhält. Dadurch entsteht häufig ein Schamgefühl bzgl. derartiger Gefühle und Verhaltensweisen. Das Kind kann nicht nachvollziehen wieso sich seine Eltern emotional immer weiter von ihm zurückziehen. Dadurch kommt es zu einem falschen Lerneffekt für das Kind: auch wenn ich „brav" bin, wollen sich meine Eltern nicht mit mir beschäftigen.

- **zeitliche Belastung**

Die Eltern haben häufig das Gefühl, stets abrufbereit sein zu müssen (z. B. umgehende Abholung des Kindes aufgrund massiven Fehlverhaltens oder psychosomatischen Erkrankungen, etc.). Auch Vorladungen in der Schule für Gespräche mit PädagogInnen, DirektorInnen, SchulpsychologInnen, BeratungslehrerInnen, externen Kräften, etc. nehmen eine Menge Zeit in Anspruch. Zusätzlich muss eine Betreuungssituation für das Kind und dessen Geschwister organisiert werden, falls beide Elternteile an den Gesprächen teilnehmen.

- **finanzielle Belastung**

Da Eltern ihr Kind unterstützen wollen, oft aber das Problem nicht unmittelbar erkennen können oder wollen, kommt es manchmal dazu, dass kostenaufwendige Verfahren, alternative Heilmethoden, etc. zum Einsatz kommen, ehe das Kind einem Psychologen/einer Psychologin oder Kinder- und Jugendpsychiater/-in vorgestellt wird. Auch finanzielle Aufwendungen für Schadensersatzforderungen für vom Kind verursachte Schäden können eine hohe finanzielle und dadurch auch psychische Belastung darstellen.

- **Jugendamt**

In einigen Fällen kommt es dazu, dass das Kind bzw. dessen Familie beim Jugendamt gemeldet werden, v. a. wenn dieses wiederholt selbst- bzw. fremdgefährdende Handlungen setzt. Die Vorstellung beim Jugendamt ist häufig mit einer sozialen Stigmatisierung besetzt. Zudem fürchten viele Eltern, dass es bei einem neuerlichen Vergehen zu einer Fremdunterbringung kommen kann. Die daraus entstehende psychische Belastung ist verständlicherweise enorm.

Mit möglichen Therapieansätzen bei Verhaltensauffälligkeiten beschäftigen sich viele Richtungen:

- Erziehungsberatung
- Sozialpädagogische Betreuung
- Verhaltenstherapie
- Gesprächstherapie
- Familientherapie
- Gestalttherapie
- Medikamentöse Therapie (z. B. Ritalin)

Zur Behandlung von Sekundärproblemen

- Ergotherapie
- Logopädie
- Tiergestützte Therapie
- usw.

Petermann und Petermann (2010, 2012) entwickelten für aggressive und unsichere Kinder Programme, die ebenfalls darauf abzielen, die soziale Kompetenz zu stärken. Sie lehnen sich dabei an die Definition von Döpfner et al. (1981) an, die meinen, dass sozial kompetentes Verhalten eine Person befähigt, kognitive, emotionale und motorische Verhaltensweisen in der Form zu benutzen, um langfristig ein günstiges Verhältnis zwischen positiver und negativer Konsequenz zu erreichen.

In diesem Buch werden die Therapieansätze hauptsächlich aus verhaltenstherapeutischer Sicht beleuchtet.

© Springer Fachmedien Wiesbaden 2015
R. Dehu et al., *Soziale Kompetenz bei Kindern und Jugendlichen*, essentials,
DOI 10.1007/978-3-658-11140-3_7

Folgende Therapieansätze kommen bei verhaltenstherapeutisch orientierten sozialen Kompetenztrainings zum Einsatz:

1. Konfrontationsverfahren
2. Systematische Desensibilisierung
3. Rollenspiele
4. S-O-R-C-K Modell
5. Kognitive Ansätze und Gesprächsführung
6. Stressreduktion durch verschiedene Entspannungsverfahren

7.1 Konfrontationsverfahren

Unter *Konfrontationsverfahren* versteht man das unmittelbare Aufsuchen Angst auslösender Situationen oder die direkte Konfrontation mit Angst besetzten Gegenständen oder Tieren. Das Kind muss sich dabei seinen Ängsten stellen und darf auch keine Strategien zur Angstbewältigung oder Entspannung anwenden.

Die Angst ist ein Gefühl, das kommt und auch wieder geht – genau dies soll das Kind erkennen und dadurch die Angst vor der Angst verlieren.

Dabei gibt es drei mögliche Formen:

a. Massierte Form
   An aufeinanderfolgenden Tagen werden für mehrere Stunden täglich Konfrontationsübungen durchgeführt.
b. Graduiertes Vorgehen
   Man beginnt mit einfachen Situationen und schrittweise Steigerung der Schwierigkeit der Konfrontationssituationen.
c. Flooding
   Man beginnt mit besonders stark gefürchteten Situationen und die betroffene Person versucht, diese auszuhalten.

7.2 Systematische Desensibilisierung

Unter *Systematischer Desensibilisierung* versteht man das schrittweise Herantasten an die, für den Menschen am stärksten, Angst auslösende Situation. Man beginnt mit einfachsten Übungen, die diesmal *ohne* Angst durchlebt werden sollen. Jetzt sind alle Entspannungsverfahren, die gelernt wurden, einsetzbar oder andere Kopingstrategien (Bewältigungsstrategien).

7.3 Rollenspiele

Die Methode des *Rollenspiels* hat eine weitreichende Tradition in der Verhaltenstherapie. Durch Hilfe des Rollenspiels wird eine Verbesserung zwischenmenschlicher Beziehungs- und Konfliktfähigkeit für das Kind angestrebt.

Rollenspiele sind lebendig und gehen mit einer hohen emotionalen Beteiligung des Kindes einher. Der Therapeut/die Therapeutin unterstützt dabei, Grenzen zu ziehen, auf die eigene Belastbarkeit zu achten und emotionale Überforderung zu verhindern.

Es werden die schwierigen realen Situationen zuvor genau besprochen, die dann im geschützten Rahmen durchgespielt werden.

Inhaltlich Bereiche
- öffentliches Leben/Alltagsleben (Spielen, Verabredungen, Einkaufen etc.)
- Schule/Arbeitswelt
- zwischenmenschliche Beziehungen

Auf der Verhaltensebene können sich Rollenspiele mit folgenden Dingen beschäftigen
- Kontakt (zum Beispiel das Herstellen von Nähe)
- Abgrenzung (auch einmal „Nein" sagen etc.)
- negative Gefühle ausdrücken (konstruktive Kritik üben, Verunsicherungen formulieren)
- Wünsche äußern

Die Ziele eines Rollenspiels kann man in emotionale und kognitive Ziele unterteilen.

Emotionale Ziele
- die emotionale Selbstwahrnehmung verbessern
- eigene Gefühle und Bedürfnisse akzeptieren lernen
- übermäßig starke Reaktionen von Angst, Wut, Scham oder Niedergeschlagenheit reduzieren/abbauen
- Perspektivwechsel üben: Gefühle des Gegenübers besser wahrnehmen

Kognitive Ziele
- äußere und innere Realität des Gegenübers und eigene kognitiv-emotionale Reaktionen wahrnehmen
- negative Gefühle und eigene Unzulänglichkeiten akzeptieren

- Unterschiede der inneren Reaktionen zwischen sich selbst und dem Gegenüber akzeptieren
- Fehler anderer tolerieren
- Vertrauen in alte und neue Möglichkeiten schöpfen

Rollenspiele werden meist hierarchisch einem Schwierigkeitsgrad folgend aufgebaut. Sie dienen als Vorbereitung auf reale Erfahrungen.

7.4 S-O-R-C-K Modell

Beim *S-O-R-C-K Modell* handelt es sich um ein Modell, das sämtliche Informationen rundum ein Problemfeld sammelt und vermutete Zusammenhänge zwischen Schwierigkeiten, ihren Bedingungen und ihren Konsequenzen aufzeigt.

S beschreibt die Situation oder den Stimulus
O Organismus, also alle körperlichen, individuellen Voraussetzungen
R umfasst Reaktion bzw. Verhalten, welches man auf oben genannte Bedingungen zeigt
K steht für die Kontingenz, wie regelmäßig C auf R folgt
C ist nun die Konsequenz, sei es positiv oder negativ

Ein Beispiel:

S Ein Kind kommt zur Bushaltestelle, an der schon ältere Jungen oder Mädchen warten.
O Der Gedanke: „Ältere Kinder sind gemein, unfair oder aggressiv."
R Das Kind kann sich kaum bewegen, hält Abstand oder versteckt sich.
K immer und sofort
C kurzfristig: Wegfallen eines negativen Reizes = C−/
  − Das Kind begibt sich in Gefahr = C−
  − Aufmerksamkeit von Passanten = C+
langfristig: Bewegungsfreiheit wird eingeschränkt = C−
  − Keine Korrekturmöglichkeit der Angst = C−
  − Hilfe bekommen = C+

Das Verstecken oder Abstand halten wird zum positiven Verstärker, weil es dem Kind dann besser geht. Was folgt? Das Kind wird immer wieder so reagieren und dadurch (= weitere Verstärkung) die Situation ganz vermeiden.

In diesem Beispiel könnte es sein, dass das Kind nicht mehr mit dem Bus fahren will oder in weiterer Folge gar nicht mehr in die Schule gehen möchte.

7.5   Kognitive Ansätze und Gesprächsführung

Bei den *kognitiven Ansätzen* kommt vor allem die kognitive Umstrukturierung zur Anwendung.

Es wird gelernt, wie man Gefühle in offener oder verdeckter Form ausspricht, wie man ein Konfliktgespräch führt und wie man seine eigenen negativen Gedanken ins positive bringt.

7.6   Stressreduktion durch verschiedene Entspannungsverfahren

Entspannungsverfahren werden vielschichtig eingesetzt und gehören zu einer der wichtigsten Verfahren, die ein Kind erlernen sollte.

Wenn man Kinder fragt, was sie denn als Entspannung einsetzen, dann bekommt man meist Antworten wie „fernschauen, mit der Spielkonsole spielen, Rad fahren etc."

Dies sind wichtige Bestandteile unseres Lebens und zählen zum Genuss. Negative Gedanken werden dadurch abgelenkt, die wahre Entspannung sieht aber anders aus, nämlich durch

das Loslassen im Kopf

Dieses kann man durch unterschiedliche Techniken erreichen:

- Phantasiereisen
- Mandala malen (wenn man dabei leer im Kopf ist)
- Autogenes Training
- Progressive Muskelentspannung nach Jacobson
- Meditation
- Biofeedback
- etc.

Wie kann die Umgebung positiv unterstützen?

Alleine gegen seine Ängste etc. zu kämpfen ist schwer, daher ist es sehr wichtig, dass das ganze Umfeld die Kinder bei dieser Herausforderung unterstützt.
Folgende Punkte können helfen bzw. erleichtern:

- Klare Strukturen
- Verstärkersystem
- Kommunikationsregeln
- Chance der Veränderung
- Vermeidungsverhalten bremsen
- Beobachten und Analysieren

Klare Regeln Besonders dann, wenn das eigene Leben wie Chaos erscheint und die Unsicherheit Oberhand hat, sind *klare Strukturen* in der Familie wichtig. Ein geregelter Tagesablauf z. B. unterstützt die Trainierenden und gibt ihnen die Möglichkeit, sich an diese fixen Zeiten zu orientieren.

Verstärkersystem Wenn wir Dinge tun sollen, die wir nicht gerne machen oder die uns Angst bereiten, helfen *positive Verstärker*, um diese verhassten Situationen zu üben bzw. überhaupt anzufangen.
Ein **Deal oder Verstärkerplan** eignet sich besonders gut:

- jedes Mal, wenn du … schaffst, bekommst du einen Punkt (z. B. Stempel, Sticker, o. Ä.)
- wenn du drei Punkte gesammelt hast, kannst du sie gegen ein Sternchen (z. B. besonderer Sticker) eintauschen
- wenn du drei Sternchen (z. B. besonderer Sticker) gesammelt hast, erhältst du eine Überraschung

© Springer Fachmedien Wiesbaden 2015
R. Dehu et al., *Soziale Kompetenz bei Kindern und Jugendlichen*, essentials,
DOI 10.1007/978-3-658-11140-3_8

Diese Überraschung dürfen sich die Eltern aussuchen, dabei **MUSS** es sich **NICHT** immer um materielle Dinge handeln! Viel besser sind z. B. gemeinsame Spielenachmittage, Geschichten erzählen, verschiedene Aktionen mit dem Kind.

Bei Jugendlichen können diese Punkte bzw. Sticker auch gegen Jetons, die einen gewissen Geldwert haben, eingetauscht werden.

Bei diesem Verstärkerplan werden die Anforderungen, je nachdem wie leicht die Ziele erreicht werden, natürlich auch erschwert, indem man länger sammeln muss, um den nächsten Punkt (Sticker) zu bekommen.

Wenn das Ziel erreicht ist, werden die Verstärker wieder langsam „ausgeschlichen" und durch ein **verbales Lob ersetzt**.

Es ist bitte immer darauf zu achten, dass das Ziel möglichst **konkret formuliert** und auch nur für **maximal drei Situationen gleichzeitig** ein Verstärkerplan aufgestellt wird.

Kommunikationsregeln

> Die Mitteilungsmöglichkeit des Menschen ist gewaltig, doch das meiste, was er sagt,
> ist hohl und falsch.
> Leonardo da Vinci (1452–1519)
> Die Wunde, die ein Freund schlägt, heilt nie.
> Voltaire (1694–1778)

Das sind zwei Zitate, die erkennen lassen, wie wichtig eine *wertschätzende und liebevolle Kommunikation* ist.

Um die Trainierenden zu unterstützen, ist es notwendig, dass die Erwachsenen die Kommunikationsregeln beherrschen und beherzigen.

Einige besonders wichtige Punkte sind folgende:

- Ich-Botschaften statt Du-Botschaften
- Vorwürfe vermeiden
- so oft wie möglich loben
- über die eigenen und die Gefühle des Kindes sprechen
- schreien und schimpfen vermeiden
- durch Mimik und Gestik die Wertschätzung signalisieren
- Zeit zum Reden nehmen
- Kommunikation hat Vorrang (vor Haushalt,….)

Was sind **Ich-Botschaften**: Wenn Gefühle vermittelt werden sollen, dann ist darauf zu achten, dass jeder Satz mit „Ich" beginnt oder er rückbezüglich, also mit „Mir" oder „Mich" formuliert wird.

Dazu ein Bsp. „*Ich* bin sehr enttäuscht, wenn du solche Schimpfworte mir gegenüber verwendest." Oder: „Es enttäuscht *mich*, dass du solche Schimpfworte mir gegenüber verwendest."

Du-Botschaften sind Vorwürfe und haben, wie der Ausdruck schon vermuten lässt, nur „Du" im Satz.

Hierzu wieder ein Bsp. „Du hörst sofort auf damit, mich zu beschimpfen." Oder: „Wenn du so schimpfst, dann …"

Die Erfahrung hat gezeigt, dass Du-Botschaften schneller und leichter gesagt werden als Ich-Botschaften.

Dasselbe gilt für die **Mimik und Gestik.** Leider „verziehen" wir sehr gerne und automatisch unser Gesicht oder verdrehen die Augen etc., wenn wir das Gesagte vom anderen lächerlich oder falsch finden und werten ihn dadurch ab. Der andere kommt durch diese Abwertung erst recht in Rage und die „Schimpforgie" beginnt ihren Lauf.

Chance der Veränderung Geben sie dem Kind die Chance, sich zu verändern! Besonders schwer ist es, die alten eingefahrenen Muster zu verändern und Neues am Kind überhaupt wieder zu bemerken. Es ist schwer, sich zu verändern, deshalb ist es auch sehr entscheidend, dass ich nicht ständig an meine Fehler erinnert werde, auch wenn sie beim Trainieren noch zeitweise passieren.

Die Konzentration sollte auf die Dinge, die das Kind/schon richtig gut macht gelenkt werden und die „Ausrutscher" ins alte Muster sollten unkommentiert bleiben!

„Das Gras wächst nicht schneller, wenn man daran zieht!" (afrikanisches Sprichwort)

Daher ist immer darauf zu achten, dass dem Kind auch Zeit, sich zu verändern, gegeben wird!

Vermeidungsverhalten bremsen Jeder Mensch, der Angst hat oder bemerkt hat, dass er immer wieder „aneckt", neigt dazu, diese Situationen zu vermeiden. Dabei ist man äußerst kreativ bei den Gründen, weshalb man jetzt dieses oder jenes nicht tun kann. Die Erwachsenen agieren nun im besten Fall als CO – Therapeuten und helfen, in diese unangenehmen Situationen zu gehen und dadurch das *Vermeidungsverhalten zu löschen.*

Aber Achtung: **Druck erzeugt Gegendruck!** Also niemals das Kind dazu zwingen, in eine schwierige Situation zu gehen. Dazu gehören schon viel Geduld und aufmunternde Worte, bis sich das Kind **freiwillig** seinen schwierigen Situationen stellt!

Angstauslösende oder schwierige Situationen werden nicht besser, wenn diese so irgendwie „durchgestanden" werden, sondern sie verschlechtern sich sogar, wenn man während der ganzen Übung Angst hat.

Daher ist immer während der Übungen darauf zu achten, dass es ihrem Kind gut geht, denn dann werden alle Übungen auch von Erfolg gekrönt sein.

Um nicht zu überfordern, wird schrittweise vorgegangen, eine Rangordnung der schwierigen Situationen erstellt und die Übung mit der, für das Kind, leichtesten Situation begonnen.

Beobachten und analysieren Mit dem Kind können verschiedenste Situationen, in denen sich andere Kinder taff und selbstbewusst verhalten beobachtet und analysiert werden. Es ist sicher auch hilfreich, wenn manche Situationen zuhause nachgestellt werden und dem Kind damit die Möglichkeit geben wird, diese öfters zu „durchleben", z. B. mit immer wieder anderen Verhaltensweisen (verschieden lauter Stimme, verschiedenem Tonfall, verschiedener Körperhaltung, verschiedenen Worten, …)

Dabei können auch die Rollen getauscht werden, damit man merkt, wie es dem anderen in dieser Situation mit einer bestimmten Verhaltensweise geht.

Zum Abschluss nochmal ein paar Zitate zum Nachdenken und ein besonderes Anliegen der Autorinnen:

> **Es ist von großem Vorteil, die Fehler, aus denen man lernen kann, recht früh zu machen.**
> Sir Winston Churchill (1874–1965)
> **Der einzige Weg jemanden zu lieben ist nicht den perfekten Menschen zu lieben, sondern den Unperfekten perfekt zu lieben!**
> (unbekannt)
> **Erst in der Finsternis kann man das Licht erkennen, das ein jeder von uns in sich trägt.**
> (unbekannt)

Wir wünschen Ihnen, dass es Ihnen gelingt, trotz all der Mühsal, welche das Verhalten des Kindes/der Kinder immer wieder mit sich bringt, das Positive weiterhin zu bemerken und schätzen zu können!

Was Sie aus diesem Essential mitnehmen können

- Dieses Essential dient als Leitfaden dafür, was unter „Sozialen Kompetenzen" verstanden wird, wie sich diese aus dem im Erbgut angelegten Grundstein entwickeln und wie sich mögliche Defizite positiv beeinflussen lassen.
- Soziale Kompetenzen werden in vielen Bereichen des täglichen Lebens benötigt. Es ist leider nicht selbstverständlich, dass sich diese gesund entwickeln, sodass neben einem fördernden elterlichen Erziehungsverhalten, auch ein positives Umfeld, das Nötige dazu beitragen.
- Zwei Gruppen von Kindern, bei welchen Probleme bei der Entwicklung sozialer Kompetenzen erkennbar sind, werden genau beschrieben. Die eine Gruppe wird als eher schüchtern und zurückgezogen erkannt, während die andere in ihrem Verhalten als schwierig und teilweise auch als aggressiv erlebt wird.
- Kinder und Jugendliche mit unausgereiften sozialen Kompetenzen ecken in vielen Bereichen an, in der Literatur findet man zahlreiche Hinweise auf eine problematische Entwicklung der Persönlichkeit, was zu beträchtlichen Folgen im Erwachsenenalter führen kann.
- Neben einer Reihe von Berufsgruppen, welche sich um die Entwicklung sozialer Kompetenzen kümmern, wird in diesem Büchlein der Verhaltenstherapie ein Vorzug eingeräumt. Sie besitzt eine Reihe von wissenschaftlich geprüften Methoden, die, richtig eingesetzt, zu einer gesunden Entwicklung dieser Kompetenzen führt.
- Mithilfe von diversen Tipps möchten wir auch Laien unterstützen, dieses Thema zu verstehen. Soziale Kompetenzen lassen sich durch einfache Regeln recht gut positiv beeinflussen, sodass auch Sie Kinder und Jugendliche positiv fördern können.

© Springer Fachmedien Wiesbaden 2015
R. Dehu et al., *Soziale Kompetenz bei Kindern und Jugendlichen*, essentials,
DOI 10.1007/978-3-658-11140-3

Literatur

Albano, A. M., & Barlow, D. H. (1997). Breaking the vicious cycle: Cognitive-behavioral group treatment for socially anxious youth. In E. D. Hibbs & P. S. Jensen (Hrsg.), *Psychosocial treatments for child an adolescent disorders* (3. Aufl.). Washington, DC: American Psychological Association.

Alden, L. E., & Tayler, C. T. (2004). Interpersonal processes in social phobia. *Clinical Psychology Review, 24,* 857–882.

Banaschewski, T., Roessner, V., Uebel, H., & Rothenberger, A. (2004a). Neurobiologie der Aufmerksamkeitsdefizit-/Hyperaktivitätsstörung (ADHS). *Kindheit und Entwicklung, 13,* 180–189.

Beidel, D. C., & Turner, S. M. (1998). *Shy children, phobic adults.* Washington, DC: American Psychological Association.

Beidel, D. C., & Turner, S. M. (1999). The natural course of shyness and related syndromes. In L. A. Schmidt & J. Schulkin (Hrsg.), *Extreme fear, shyness, and social phobia.* New York: Oxford University Press.

Beidel, D. C., Fink, C. M., & Turner, S. M. (1996). Stability of anxious symptomatology in children. *Journal of Abncrmal Child Psychology, 24,* 257–296.

Bernstein, G. A., Borchardt, C. M., & Perwien, A. R. (1996). Anxiety disorders in children and adolescents: A review of the past 10 year. *Journal of American Academy of Child and Adolescent Psychiatry, 35,* 1110–1119.

Brennan, P. A., & Raine, A. (1997). Biosocial bases of antisocial behaviour: Psychophysiological, neurological and cognitive factors. *Clinical Psychology Review, 17,* 269–279.

Campell, S. B., Pierce, E. W., Moore, G., Marakovitz, S., & Newby, K. (1996). Boy's externalizing problems at elementary school age: Pathways from early behaviour problems, maternal control and family stress. *Development and Psychopathology, 8,* 701–719.

Chansky, T. E., & Kendall, P. C. (1997). Social expectancies and self-perceptions in anxiety-disordered children. *Journal of Anxiety Disorders, 11,* 347–363.

Döpfner, M., Schlüter, S., & Rey, E.-R. (1981). Evaluation eines sozialen Kompetenztrainings für selbstunsichere Kinder im Alter von neun bis zwölf Jahren – ein Therapievergleich. *Zeitschrift für Kinder- und Jugendpsychiatrie, 9,* 233–252.

Essau, C. A. (2003). *Angst bei Kindern und Jugendlichen.* München: Reinhardt.

Fröhlich-Gildhof K. (2007). *Verhaltensauffälligkeiten bei Kindern und Jugendlichen: Ursachen, Erscheinungsformen und Antworten* (1. Aufl.). Stuttgart: Kohlhammer.

© Springer Fachmedien Wiesbaden 2015

R. Dehu et al., *Soziale Kompetenz bei Kindern und Jugendlichen,* essentials,

DOI 10.1007/978-3-658-11140-3

Hinsch, R., & Pfingsten, U. (2007). *Gruppentraining sozialer Kompetenzen* (5. Aufl.). Weinheim: Beltz.

Kämmerer, A. (2001). Weibliches Geschlecht und psychische Störungen – epidemiologische, diagnostische und ätiologische Überlegungen. In A. Franke & A. Kämmerer (Hrsg.), *Klinische Psychologie der Frau – ein Lehrbuch* (S. 51–90). Göttingen: Hogrefe.

Koglin, U., & Pettermann, F. (2005). Verhaltenstraining im Kindergarten. Göttingen: Hogrefe.

McLeod, B. D., Wood, J. J., & Weisz, J. (2007). Examining the association between parenting and childhood anxiety: A meta-analysis. *Clinical Psychology Review, 27,* 155–172.

Patterson, G. R., Forgatch, M. S., Yoerger, K. L., & Stoolmiller, M. (1998). Variables that initiate and maintain an early-onset, trajectory for juvenile offending. *Development and Psychopathology, 10,* 531–547.

Penthin, R. (2010). *Wenn Kinder um sich schlagen: Trotz, Wut und Gewalt bei Kindern und Jugendlichen*. München: Kösel.

Petermann, U. (1992). *Sozialverhalten bei Grundschülern und Jugendlichen* (2. korrigierte Aufl.). Frankfurt a. M.: Lang.

Petermann, F., Koglin, U., Natzke, H. & Marées von, Nandoli (2007). Verhaltenstraining in der Grundschule. Göttingen: Hogrefe.

Petermann, F., & Kullik, A. (2011). Frühe Emotionsdysregulation. Ein Indikator für psychische Störungen im Kindesalter? *Kindheit und Entwicklung, 20,* 186–196.

Petermann, F., & Petermann, U. (2010a). *Training mit Jugendlichen – Aufbau von Arbeits- und Sozialverhalten* (9. überarbeitete Aufl.). Göttingen: Hogrefe.

Petermann, F., & Petermann, U. (2010b). *Training mit sozial unsicheren Kindern* (10. überarbeitete Aufl.). Weinheim: Beltz.

Petermann, F., & Petermann, U. (2012). *Training mit aggressiven Kindern* (13. vollständig überarbeitete Aufl.). Weinheim: Beltz.

Petermann, F., & Petermann, U. (2013). *Kinder- und Jugendlichen- Psychotherapie* (1. Aufl.). Weinheim: Beltz.

Schmid, M. H. (2008). Interaktionsstörungen. In F. Petermann (Hrsg.), *Lehrbuch der Klinischen Kinderpsychologie* (6. vollständig überarbeitete Aufl.). Göttingen: Hogrefe.

Seligman, M. E. P. (2004). *Erlernte Hilflosigkeit* (5. erweiterte Aufl.). Weinheim: Beltz.

Spitzer, M. (2012). *Digitale Demenz. Wie wir uns und unsere Kinder um den Verstand bringen*. München: Droemer Verlag.

Stopa, L., & Clark, D. M. (2000). Social phobia and interpretation of social events. *Behaviour Research and Therapy, 38,* 273–283.

Terri, A., Cowan, D., Dunne, G., Palomares, S., Schilling, D., & Schuster, S. (1990). *Selbstvertrauen und soziale Kompetenzen – Übungen, Aktivitäten und Spiele für Kids ab 10* (Best Self – Esteem Activities, ins Deutsche übersetzt von Ursula Tigges). Iserlohn: Verlag an der Ruhr.

Weinberg, K. M., & Tronick, E. Z. (1997). Maternal depression and infant maladjustment: A failure of mutual regulation. In J. Noshpitz (Hrsg.), *The handbook of child and adolescent psychiatry* (S. 132–147). New York: Wiley.

Winterhoff, M. (2010). *Warum unsere Kinder Tyrannen werden: Oder: Die Abschaffung der Kindheit* (1. Aufl.). München: Wilhelm Goldmann.